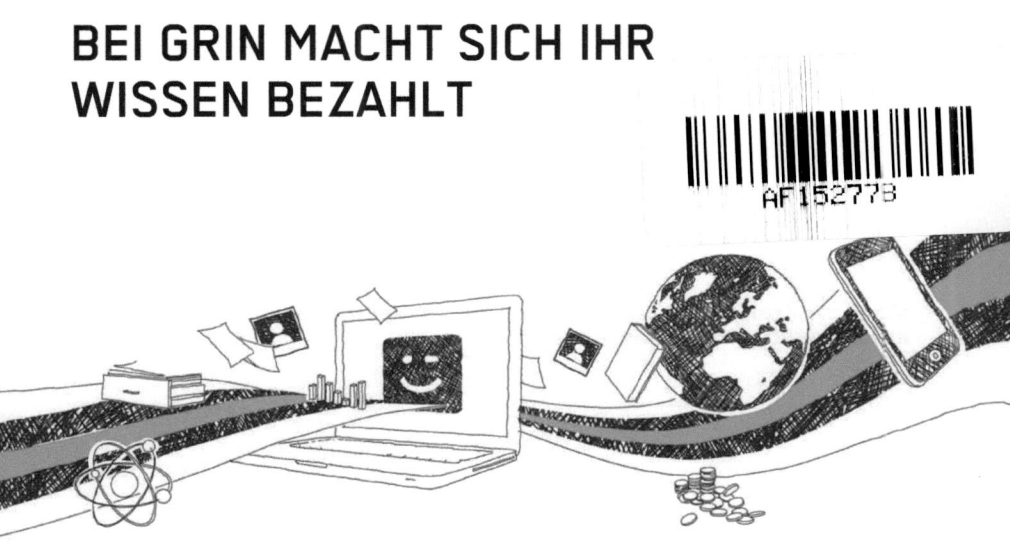
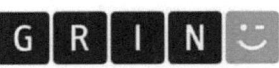

Mirjam Lukas

Das Jahrhundert der Chirurgen

Moderne Krankheitskonzepte, Operationsbedingungen und Operationsmöglichkeiten im 19. Jahrhundert

GRIN Verlag

Bibliografische Information der Deutschen Nationalbibliothek:

Die Deutsche Bibliothek verzeichnet diese Publikation in der Deutschen National-
bibliografie; detaillierte bibliografische Daten sind im Internet über http://dnb.d-
nb.de/ abrufbar.

Impressum:

Copyright © 2010 GRIN Verlag, Open Publishing GmbH
Druck und Bindung: Books on Demand GmbH, Norderstedt Germany
ISBN: 978-3-640-95689-0

Dieses Buch bei GRIN:

http://www.grin.com/de/e-book/174939/das-jahrhundert-der-chirurgen

GRIN - Your knowledge has value

Der GRIN Verlag publiziert seit 1998 wissenschaftliche Arbeiten von Studenten, Hochschullehrern und anderen Akademikern als eBook und gedrucktes Buch. Die Verlagswebsite www.grin.com ist die ideale Plattform zur Veröffentlichung von Hausarbeiten, Abschlussarbeiten, wissenschaftlichen Aufsätzen, Dissertationen und Fachbüchern.

Besuchen Sie uns im Internet:

http://www.grin.com/

http://www.facebook.com/grincom

http://www.twitter.com/grin_com

Inhaltsverzeichnis

1. Einleitung

Die Geschichte der Menschheit zählt nach Jahrtausenden und ebenso lange gibt es Krankheiten und Verletzungen, die des heilkundigen und des chirurgischen Eingreifens bedürfen.[1] Bei der Betrachtung und Aufarbeitung der historischen Entwicklung der Chirurgie muss man sich unweigerlich mit der allgemeinen Kultur- und Sozialgeschichte unserer Zivilisation auseinandersetzen.[2] Im vornaturwissenschaftlichen Zeitalter der Humoralpathologie, Bezeichnung für die traditionelle Vier-Säfte-Lehre, die in der Antike von Hippokrates und Galen begründet bzw. weiterentwickelt worden war[3], wurde die praktische Medizin ausschließlich durch die Notwendigkeit der sofortigen Versorgung von Wunden und Verletzungen begründet. Eingriffe eines Chirurgen außerhalb des Gebietes der sogenannten „Wundarznei", beispielsweise Tumoroperationen, erschienen im Konzept der Humoralpathologie sinnwidrig. Erst mit der beginnenden naturwissenschaftlichen Medizin seit der Aufklärung änderten sich Krankheitskonzepte, welche den Horizont der Handlungsmöglichkeiten und –notwendigkeiten in der Chirurgie erweiterten. Es entstanden neue Anforderungen, die erst durch die gemachten wissenschaftlichen Erkenntnisse und daraus abgeleiteten Krankheitskonzepte, die anatomischen Kenntnisse mit mechanistisch zentriertem Menschenbild sowie durch technische Innovationen, auch praktisch möglich wurden. In der Chirurgie eröffnete sich so der Weg vom reaktiven zum aktiven Handeln.[4] Mit Hilfe der Narkose und der Antisepsis konnten seit der Mitte des 19. Jahrhunderts vermehrt elektive Eingriffe erfolgreich durchgeführt werden.[5]

Da die moderne Chirurgie Teil des Fundamentes geworden ist, das die heutigen gesellschaftlichen sowie individuellen Lebensbedingungen ermöglicht, soll sich die vorliegende Seminararbeit mit eben diesem Thema beschäftigen. Das 19. Jahrhundert brachte der modernen Chirurgie eine Entwicklung voll dramatischer Höhepunkte, aber auch schicksalhafter Niederlagen, die im Rahmen der Arbeit erörtert werden sollen. Dabei werden die Einflüsse der Naturwissenschaften und Entwicklungen in der Physiologie, der Pathologie und der Mikrobiologie, welche für die Entstehung der modernen Chirurgie zweifelsohne unerlässlich waren, nur kurz erwähnt und nicht weiter erläutert. Auch die bedeutsame

---

[1] Vgl. Rüster, Detlef: Alte Chirurgie, Legende und Wirklichkeit, Berlin 2. Aufl. 1985, S. 11.
[2] Vgl. Sachs, Michael: Vom Handwerk zur Wissenschaft, Die Entwicklung der Chirurgie im deutschen Sprachraum vom 16. bis zum 20. Jahrhundert, Bd. 4, Heidelberg 2003, S. V.
[3] Vgl. Menninger, Annerose: Drogen aus der Neuen Welt, Tabak und Schokolade als Paradigmen für Interkultur- und Medizingeschichte, in: Edelmayer, Friedrich/ Hausberger, Bernd/ Potthast, Barbara (Hrsg.): Lateinamerika 1492 – 1850/70, Wien 2005, S. 123.
[4] Vgl. Sachs, 2003, S. V.
[5] Vgl. Sachs, Michael: Historische Entwicklung chirurgischer Operationen, Bd. 1, Heidelberg 2000, S. V.

Weiterentwicklung der medizinischen Technik wird in der vorliegenden Arbeit nicht thematisiert. Vielmehr wird der Versuch unternommen, bedeutsame Ereignisse in der Chirurgie des 19. Jahrhunderts so darzustellen, dass sie für den Leser eine zusammenhängende und nachvollziehbare Geschichte ergeben, die dem Aufbruch der Medizin in die Moderne gerecht wird. Denn es gab eine Chirurgie ohne moderne Narkose und ohne neuzeitliche Antisepsis oder gar Asepsis. Für uns kaum vorstellbar, aber es gab diese Chirurgie voller Schmerzen und Ängste. Das Fehlen dieser Grundsätze chirurgischen Handelns waren seit eh und je die Grenzen der „alten Chirurgie", doch immer gab es Chirurgen – einige wenige –, die an diesen Grenzpfählen rüttelten.[6] Diese Ausnahmeerscheinungen bilden die Grundlage der Ausarbeitung. Des Weiteren erfolgt die Kapiteleinteilung der Arbeit in chronologischer Reihenfolge, um den Verlauf der Fortschritte in der Chirurgie zusammenhängend darstellen zu können.

„Das Forschungsfeld „Geschichte der Medizin" umfasst ein weites Spektrum von Themen, methodischen Zugängen und Sichtweisen."[7] In Deutschland an den Medizinischen Fakultäten beheimatet, besitzt die Medizingeschichte eine eigene Tradition mit eigenen Fragestellungen, doch gerade in jüngerer Zeit öffnet sie sich mehr und mehr Methoden und Anliegen, die für verschiedene Wissenschaftsbereiche relevant sind. Aus der aktuellen Erschließung der Medizingeschichte als heterogenem Feld der geistes-, kultur-, und sozialwissenschaftlichen Auseinandersetzung mit der Medizin, ihren Rahmenbedingungen und Grundlagen, ergeben sich neue Herausforderungen, sowohl inhaltlicher als auch methodischer Natur. Aus diesem Grund beschäftigen sich mittlerweile Mediziner, Wissenschafts- und Sozialhistoriker, Philosophen, Ethiker und andere Forscher unterschiedlicher fachlicher Herkunft mit dem Themenbereich der Medizingeschichte.[8] Dies hat zur Folge, dass die Quellenlage zur Geschichte der Medizin bzw. der Chirurgie etwas unübersichtlich wirken kann. Schon allein durch die Wahl der Quellen liegt eine unwillkürliche und unbemerkte Interpretation vor.

Die vorliegende Ausarbeitung stützt sich dabei besonders auf den englischen Sozialhistoriker der Medizin Roy Porter, der in dem Werk *Die Kunst des Heilens. Eine medizinische Geschichte der Menschheit von der Antike bis heute* seinen Blick auf die Historie von der Frühzeit der Menschheitsgeschichte bis in die Gegenwart richtet und dabei die aktuellen Probleme und Fragen der Medizin nicht außer Acht lässt. Er zählt zu jenen Medizinhistorikern der Gegenwart, die stets die immanenten Dimensionen der Medizin mit

---

[6] Vgl. Rüster, 1985, S. 207f.
[7] Paul, Norbert/ Schlich, Thomas: Einführung: Medizingeschichte – Aufgaben, Probleme, Perspektiven, in: Paul, Norbert/ Schlich, Thomas (Hrsg.): Medizingeschichte: Aufgaben, Probleme, Perspektiven, Frankfurt/Main, New York 1998, S. 9.
[8] Vgl. ebenda, S. 9f.

den sozialkulturellen Hintergründen in Verbindung bringen. Ein weiteres Augenmerk liegt auf dem Lehrbuch *Geschichte der Medizin. Fakten, Konzepte, Haltungen* von Wolfgang U. Eckart, welcher zusammenfassend über alle wichtigen Aspekte der Medizingeschichte informiert und den derzeitigen Forschungsstand der Thematik vertritt. Dieses kurz gefasste Werk lässt einen ersten orientierenden Blick auf die kulturellen und sozialen Grundlagen in der Geschichte des ärztlichen Denkens, Wissens und Handelns zu. Jürgen Thorwald, der Medizin und Neuere Geschichte studiert hat, gelingt es in seinem Sachbuch *Das Jahrhundert der Chirurgen*, welches dem Genre der Wissenschaftsprosa zuzuordnen ist, den Leser unmittelbar an der packenden Geschichte der Chirurgie im 19. Jahrhundert teilnehmen zu lassen. Aus diesem Grund bildet das Werk eine unabdingbare Grundlage der vorliegenden Seminararbeit.

2.   Die alte Zeit

Im Zeitalter der Aufklärung während des 18. Jahrhunderts ändert sich zwar noch nichts an der Zweiteilung von Medizin und Chirurgie, doch die Chirurgie beginnt sich allmählich zu emanzipieren und zu einem wissenschaftlich fundierten Fach zu werden.[9] Da sich die Chirurgen meist mit widerwärtigen Geschwülsten oder syphilitischen Affekten befassten und Messer, Kauter und Amputationssägen zu ihren genutzten Mitteln zählten, galt die Chirurgie seit jeher mehr als Handwerk denn als akademische Wissenschaft und genoss traditionell nur geringes Ansehen. Das Alltagsgeschäft des Chirurgen waren selten riskante Operationen, sondern in der Regel einfache „Reparaturen" wie das Spalten von Abszessen, der Aderlass, das Zähneziehen, das Verbinden von Hautabschürfungen und dergleichen. Aufgrund des bekannten Risikos eines Traumas, Blutverlustes oder einer Sepsis, hielten sie ihr Repertoire an Operationen bewusst sehr klein. Größere chirurgische Eingriffe waren zu einer Zeit ohne Anästhetika und antiseptische Vorkehrungen undenkbar.[10] Narkotika und berauschende Getränke sind zwar seit Urzeiten von vielen Völkern zu medizinischen Zwecken verwendet worden, konnten aber bis ins 19. Jahrhundert auf Grund mangelnder Kenntnisse nicht richtig dosiert und angewendet werden. Die Rezeptsammlungen Ägyptens und Mesopotamiens enthielten Pflanzen wie Mandragora, Papaver, Cannabis und Hyoscyamus, die als Schlafmittel und Betäubungsmittel Anwendung fanden. Seit dem 4. Jahrhundert vor unserer

---

[9] Vgl. Weißer, Christoph: Chirurg, Chirurgie, 18. Jahrhundert, in: Gerabek, Werner E./ Haage, Bernhard D./ Keil, Gundolf/ Wegner, Wolfgang (Hrsg.): Enzyklopädie Medizingeschichte, Berlin 2005, S. 255.
[10] Vgl. Porter, Roy: Die Kunst des Heilens, Eine medizinische Geschichte der Menschheit von der Antike bis heute, Heidelberg, Berlin 2000, S.279f.

Zeitrechnung waren Schlafschwämme, die Opium und Solanaceendrogen enthielten, in Gebrauch. Ihre Anwendung ging allerdings im 17. Jahrhundert allmählich zurück, da die schlechte Dosierbarkeit der Solanaceen- bzw. Opium-Zubereitungen zu Todesfällen führte. Auch die halluzinogene Wirkung der Mittel brachte Furcht und Ablehnung mit sich.[11]

In der ersten Hälfte des 19. Jahrhunderts operierte der renommierte und einflussreiche Chirurg John Collins Warren am Massachusetts General Hospital. Der Operationssaal lag im oberen Teil des Gebäudes unter einer Kuppel, so abgesondert und so hoch, dass genügend Licht einfiel und andererseits die weithin hallenden Schmerzschreie der Operierten nicht von unten her das ganze Gebäude durchdrangen. Jürgen Thorwald gibt aus den Memoiren seines Großvaters Henry Steven Hartmann, 1843 Student am Massachusetts General Hospital, folgende Eindrücke wieder: „Ich hatte schon als Zwölfjähriger an der Seite meines Vaters das erste Wehklagen, das erste Stöhnen, die ersten Schreie seiner Patienten gehört und betrachtete all diese Äußerungen der Qual als so selbstverständliche Zugaben zu Operationen, dass ich sicher sein konnte, keine Schwäche zu zeigen, während ich den großen Warren zum ersten Male operieren sah."[12] „Einer der Hauschirurgen erklärte, die Patientin habe hundert Tropfen Opium erhalten. Warren [...] ergriff, ohne seine Hände zu waschen oder auch nur abzuwischen, ein Skalpell, das zusammen mit anderen Messern, [...] und einer Flasche Brandy gleichzeitig mit einer Patientin auf einem Holztisch hereingetragen worden war. Die Instrumente waren bestenfalls sauber geputzt."[13] Diese Eindrücke schildern anschaulich die Situation und die Methoden der Chirurgie in der letzten Phase der alten Zeit, kurz bevor die Entdeckung der Schmerzbetäubung und der Antisepsis ihre Welt veränderte. Die alte Chirurgie stand ohnmächtig an ihren Grenzen.[14] In den großen Krankenanstalten starben ein Viertel aller stationär betreuten Patienten. Das zunehmende Wissen um den menschlichen Körper, um seine Physiologie und Pathologie, ließ diese Grenzen allmählich deutlicher spürbar werden.[15]

---

[11] Vgl. Müller-Jahnke, Wolf-Dieter/ Friedrich, Christoph: Geschichte der Arzneimitteltherapie, Stuttgart 1996, S. 150.

[12] Thorwald, Jürgen: Das Jahrhundert der Chirurgen, Ulm 1972, S. 12.

[13] Ebenda, S. 16.

[14] Vgl. Rüster, 1985, S. 214.

[15] Vgl. Ackerknecht, Erwin H.: Geschichte der Medizin, Stuttgart 1. Aufl. 1959, 7. Aufl. 1992, S. 132.

3. Das erwachende Jahrhundert

Durch die Industrielle Revolution wurden die Grundlagen für ein Jahrhundert des Wohlstandes und der Weltmachtpolitik geschaffen. Dieser Aufschwung gab den Männern in Medizin und Wissenschaft die Motivation, sich der Forschung zu widmen, und die Finanzmittel, diesen Wunsch umzusetzen. So wurden während dieser Zeit grundlegende medizinische Geräte erfunden.[16] Des Weiteren entstanden neue Möglichkeiten, Erkenntnisse und Methoden der „aufgeklärten" Experimentalwissenschaften technologisch fruchtbar zu machen. Dies alles wirkte sich positiv auf die Entwicklung der Chirurgie aus.

Eine negative Folge der Technisierung der Gesellschaft war hingegen das Entstehen von neuen Ballungszentren, deren Infrastrukturen dem schnellen Bevölkerungswachstum nicht gewachsen waren. Sie entwickelten sich zu Brennpunkten sozialer und gesundheitlicher Gefahren. Durch die wachsende Wohnungsnot entstanden eklatante hygienische Missstände, die die Entstehung von Seuchenherden begünstigten.[17]

Die Medizin stand somit zu Beginn des 19. Jahrhunderts vor neuen Aussichten, allerdings auch vor akuten Problemen, die sie zum Schutz der Volksgesundheit zu bewältigen hatte. „Dank dem Mute einzelner und einiger epochaler Neuerungen veränderte sich die Chirurgie im 19. Jahrhundert mehr als in den zwei Jahrhunderten zuvor und ebnete den Weg für das hochprofilierte, hochtechnisierte und scheinbar grenzenlose Fachgebiet von heute."[18]

3.1. Der Schmerz wird gelindert

Jahrhundertelang hatte man für die allgemeine Anästhesie nur die Wahl zwischen Opium, Bilsenkraut, Alraun oder man machte die Patienten schwer betrunken. Da eine wirksame Dosis dieser Mittel auch tödlich sein konnte, führten die Ärzte vom 17. Jahrhundert an nach und nach Operationen ohne Schmerzbetäubung durch. Einen Kranken auf eine Operation vorzubereiten, bedeutete deshalb nach den Erinnerungen eines Veteranen dieser Zeit das gleiche, als wenn man einen Verurteilten zur Hinrichtung begleitete.[19] Der Chirurg hatte dem grässlichen Schmerz nichts als sein Geschick und Geschwindigkeit entgegenzusetzen – seine Brillanz wurde mit der Stoppuhr gemessen.[20] Doch die Lösung des Problems rückte näher.

---

[16] Vgl. Duin, Nancy/ Sutcliffe, Jenny: Geschichte der Medizin, Von der Antike bis zum Jahr 2020, Köln 1993, S. 45.

[17] Vgl. Eckart, Wolfgang U.: Geschichte der Medizin, Fakten, Konzepte, Haltungen, Heidelberg 2009, S. 188f.

[18] Porter, 2000, S. 362f.

[19] Vgl. Duin/ Sutcliffe, 1993, S. 46.

[20] Vgl. Porter, 2000, S. 363.

In der ersten Hälfte des 19. Jahrhunderts wurden vier hochwirksame Stoffe als schmerzstillende und betäubende Mittel eingeführt: Morphin, Lachgas, Schwefeläther und Chloroform. Ihre Bedeutung für die Entwicklung der Chirurgie ist kaum zu überschätzen, so dass sie als Meilensteine der Medizin gelten. Doch wo Licht ist, da ist auch Schatten. Es kam zu Prioritätsstreitigkeiten um die Entdeckung, Problemen der Akzeptanz und schließlich auch zu neuen Gefahren für die Patienten. Opium, der getrocknete Saft geritzter und ausgepresster Mohnkapseln, war seit der Antike als Schmerzmittel bekannt. Die wechselnde Qualität und Reinheit des aus dem Orient importierten Rohopiums stellte um 1800 erhebliche Schwierigkeiten dar. Mit den inzwischen verbesserten Methoden organischer Analyse erklären sich die verstärkten Anstrengungen, den Wirkstoff der Droge zu isolieren.[21] Der erste ausschlaggebende Erfolg wird Sertürner verdankt, der im Verlauf seiner 1803 begonnenen Forschungsarbeiten aus Opium Morphin in reinem Zustand isolierte und zugleich seinen basischen Charakter erkannte.[22] Als humanistisch gebildetem Naturwissenschaftler fiel ihm der Name des griechischen Gottes des Schlafes, Morpheus, ein. Er verlieh der alkalischen und salzfähigen Base daher den Namen „Morphium".[23] Allgemein bekannt wurde seine Entdeckung jedoch erst nach dem Erscheinen einer ausführlichen Mitteilung im Jahre 1817 Morphin war das erste stark wirkende Alkaloid, dem bald andere folgten. Von nun an waren die Ärzte nicht mehr auf die oft sehr unsicher wirkenden Drogen angewiesen, sondern konnten chemisch einheitliche kristalline Verbindungen anwenden, die stets dieselbe Wirkung zeigten und genau dosiert werden konnten.[24] Den Durchbruch zugunsten des Morphins brachte die Entwicklung von Spritzen zur subkutanen Injektion in den 1850er Jahren. Seit den 1860er Jahren waren subkutane Morphingaben auch zur Betäubung bei Operationen vorgeschlagen worden. Hier hatte sich jedoch inzwischen die Inhalationsnarkose etabliert.[25]

Der junge Chirurgenlehrling Humphry Davy untersuchte im Jahre 1795 die Inhalation von Stickoxydul und da es Kichern und eine Neigung zu Schwindel hervorrief, taufte man es „Lachgas". Als Davy in Selbstversuchen herausfand, dass Lachgasinhalationen zeitweilig Kopfschmerzen und Zahnweh vertreiben konnten, veröffentlichte er im Jahre 1800 einen Forschungsbericht, in dem er den Nutzen von Stickoxydul bei chirurgischen Eingriffen vermerkte. Sein Vorschlag wurde jedoch von den Chirurgen seiner Zeit nicht aufgenommen

[21] Vgl. Maehle, Andreas Holger: Neue Mittel der Schmerzbekämpfung, Vom Morphium zur Narkose, in: Schott, Heinz (Hrsg.): Meilensteine der Medizin, Dortmund 1996, S. 297.
[22] Vgl. Issekutz, Béla: Die Geschichte der Arzneimittelforschung, Budapest 1971, S. 19.
[23] Vgl. Renggli, René/ Tanner, Jakob: Das Drogenproblem, Geschichte, Erfahrungen, Therapiekonzepte, Berlin, Heidelberg 1994, S. 87.
[24] Vgl. Issekutz, Béla: Die Geschichte der Arzneimittelforschung, Budapest 1971, S. 19f.
[25] Vgl. Maehle, 1996, S. 299f.

und er verfolgte den Gedanken nicht weiter.[26] Des Weiteren ist heute bekannt, dass im Jahre 1842 Dr. Crawford W. Long, Landarzt im Staate Georgia, mehrfach Äther hatte einatmen lassen, um Patienten schmerzlos operieren zu können. Auch Long war nicht auf den Gedanken gekommen, eine weltberühmte Entdeckung gemacht zu haben, sondern war in Ruhe weiter seiner Praxis nachgegangen, wurde aber später von der Geschichtsschreibung als Entdecker der neuzeitlichen Narkose geehrt. Unter heutigen Gesichtspunkten kann man also davon ausgehen, dass die Entdeckung der Narkose im Jahre 1846 einer fast fünfzigjährigen untergründigen geistigen Strömung entstammt. Zu damaliger Zeit wurde sie hingegen als eine plötzliche, ungeheure Offenbarung aufgenommen, ohne Vorgang und Beispiel.[27] Denn wer wollte die Einzelteile Äther und Lachgas als brauchbar erkennen, die „Schlafschwämme" und den Aderlass beispielsweise als untauglich aussondern? Es fehlte die systematische wissenschaftliche Forschungsarbeit, um das Ziel zu erkennen und anzusteuern.

Inzwischen interessierte sich der Zahnarzt Horace Wells aus Hartford im Jahre 1844 für das Stickoxydul und die Frage, ob sich das Gas für das schmerzlose Zähneziehen benutzen ließ. Er stellte sich selbst als erste Versuchsperson zur Verfügung und fand seine Vermutung bestätigt. Nachdem Wells innerhalb des nächsten Monats auf diese Weise etliche schmerzlose Zahnextraktionen durchgeführt hatte, wagte er eine Demonstration seines Verfahrens zu Beginn des Jahres 1845 am Massachusetts General Hospital in Boston, welche jedoch missglückte.[28] Wells ließ den Patienten, sehr wahrscheinlich ein Trinker von erheblichem Übergewicht, das Lachgas einatmen und begann mit der Zahnextraktion. Der Mann schlug um sich und brüllte vor Schmerz. Die Zuschauer im Operationssaal lachten und pfiffen – Horace Wells war zutiefst betroffen und sollte diese Enttäuschung nicht überwinden. Er konnte nicht wissen, was wir heute wissen: dass alkoholgewöhnte und fettleibige Patienten nicht ohne Schwierigkeiten zu narkotisieren sind.[29] Nach diesem Tag gab Wells seine Experimente und die Zahnheilkunde auf, wurde depressiv und chloroformsüchtig. Als man ihn schließlich wegen eines Schwefelätherangriffs auf zwei Prostituierte in New York festgenommen hatte, beging er im Gefängnis Selbstmord.[30]

Es vergingen nicht ganz zwei Jahre, da bot sich am 16. Oktober 1846 am gleichen Ort fast das gleiche Bild. Der bereits erwähnte Chirurg John Collins Warren kündigte wieder den Versuch einer schmerzlosen Operation an. Der Narkotiseur war Wells' früherer Praxispartner, der Bostoner Zahnarzt William Thomas Morton. Von seinem Universitätslehrer Charles T.

---

[26] Vgl. Porter, 2000, S. 368f.
[27] Vgl. Thorwald, 1972, S. 37f.
[28] Vgl. Duin/ Sutcliffe, 1993, S. 47.
[29] Vgl. Rüster, 1985, S. 225.
[30] Vgl. Porter, 2000, S. 269f.

Jackson hatten Morton den Hinweis erhalten, dass Äther kurzfristig schmerzlindernd wirkte, wenn man ihn auf die Haut oder Schleimhaut tupfte. Der tuberkulöse Patient Gilbert Abbot wurde mit Äther narkotisiert, bevor Warren am Hals des jungen Mannes einen Tumor entfernte. Morton hatte mit seinem neu entwickelten Inhalationsgerät, bestehend aus einer Glaskugel mit einem äthergetränkten Schwamm, Erfolg und Warren erklärte den versammelten Medizinern feierlich: „Meine Herren, das ist kein Humbug.". Jedoch zeigten sich auch hier die Schattenseiten jener Entdeckung, denn Morton ging es vornehmlich um seinen Gewinn. Er begann dem Äther Farb- und Aromastoffe zuzusetzen und verkündete, er habe ein neues Gas entdeckt, welches er Letheon nannte. Die Ärzte durchschauten ihn und er verlor für immer ihr Vertrauen. Als kurz darauf ein Zeitschriftenartikel veröffentlicht wurde, der Dr. Jackson die Entdeckung der chirurgischen Anästhesie zuschrieb, ereilte auch Morton sein klägliches Schicksal, als er im Alter von 48 Jahren an einem Schlaganfall starb. Charles Jackson erhielt zwar viel Beifall für seine Entdeckung, doch war er darüber zum Alkoholiker geworden und verbrachte den Rest seines Lebens in einem Heim für Geisteskranke. Diese Entwicklungen sagen viel über den kommerziellen Opportunismus aus, an dem die Medizin damals besonders in den USA krankte. Drei Pioniere der Anästhesie, intelligente und tatkräftige Männer, hetzten sich auf der Jagd nach Ruhm und Geld bis zum Ende in Elend und Wahnsinn. Ungeachtet dessen breitete sich die Äthernarkose rasch in Europa aus. Da Äther jedoch zu Reizungen der Lungen und Erbrechen führte, wurde sie bald vom 1831 entdeckten Chloroform verdrängt, welches wirksam und leicht zu verabreichen war. Der Überlieferung nach ist die Anwendung des Chloroforms zur Schmerzlinderung dem Edinburgher Chirurgieprofessor James Young Simpson zuzuschreiben, der jenes seit dem Jahre 1847 bei Gebärenden verabreichte.[31]

Eine Vollnarkose war allerdings auch damals nicht ohne Risiko. Bereits im Jahre 1864 berichtete die englische Royal Medical and Chirurgical Society über 109 Chloroformtodesfälle, die zumeist während der Narkoseeinleitung aufgetreten waren. Beim Äther bestand die Gefahr von Spättodesfällen durch Lungenödem und Pneumonie. Die in den 1880er und 1890er Jahren entwickelten Methoden der Lokal- und Regionalanästhesie mit Kokainlösungen boten eine begrenzte Alternative.[32] Doch auch wenn die Schmerzlinderung unersetzlich wurde, packte sie das eigentliche Problem der Chirurgie nicht an der Wurzel: Wundeiterung und Wundfieber.

---

[31] Vgl. Duin/ Sutcliffe, 1993, S. 47f.; Maehle, 1996, S. 302f.; Porter, 2000, S. 370.; Rüster, 1985, S. 226ff.
[32] Vgl. Maehle, 1996, S. 303.

3.2.   Die Rettung der Mütter

In der heutigen Zeit ist eine Geburt gewöhnlich Anlass zur Freude, denn wenn die Schmerzen vorüber sind und die Mutter ihr Kind in den Armen hält, gibt es wenige Gründe, sich um ihre Gesundheit zu sorgen. Früher jedoch starben viele Mütter nach der Entbindung an dem Kindbettfieber: Unterleibsschmerzen, hohe Temperatur, Schwellungen im Beckenbereich, Bauchhöhlenentzündung, Blutvergiftung, Delirium und Herzversagen. Im 19. Jahrhundert traf dies fast ausschließlich Frauen der armen Bevölkerungsschichten, da diese im Krankenhaus entbinden mussten und nicht das Privileg einer Hausgeburt besaßen.[33] Bereits im Jahre 1843 erkannte Oliver Wendell Holmes, dass es sich beim Kindbettfieber um eine Infektion handelt, deren „Keime" durch Geburtshelfer übertragen würden und riet zu Gegenmaßnahmen wie das Wechseln des Kittels oder das Waschen mit Chlorwasser. Auf herkömmliche Weise wurde ihm jedoch widersprochen: das Kindbettfieber sei weder ansteckend noch könnte es durch Ärzte verschuldet sein. Genau zu dieser Zeit erreichte das Sepsisproblem in der größten Geburtsklinik, welche sich im Wiener Krankenhaus befand, seinen traurigen Höhepunkt. In der ersten Abteilung lag die Sterberate der an Kindbettfieber erkrankten Frauen bei 29 Prozent.[34] Der Großteil der Mediziner nahm das Wüten des Kindbettfiebers als unabänderliches Faktum hin, nicht so der junge Assistenzarzt Ignaz Semmelweiß, der in Wien beschäftigt war. Er nahm sich der Frage an und machte die Entdeckung, dass die erste Abteilung, die zur Ausbildung von Ärzten und Studenten diente, eine deutlich höhere Sterbequote aufwies, als jene, die nur zur Ausbildung von Hebammen vorgesehen war. Der wesentliche Unterschied bestand darin, dass Ärzte und Medizinstudenten Leichen sezierten, die Hebammen in der zweiten Gebärklinik taten dies nicht.[35] Als er versuchsweise die Abteilungen dazu brachte, untereinander zu tauschen, folgte die hohe Sterblichkeit den Medizinstudenten. „Semmelweis´ Verdacht, dass die Infektion während der Entbindung übertragen wurde, bestätigte sich, als der Professor für Gerichtsmedizin Jakob Kolletschka (1803-1847) während einer Autopsie in den Finger gestochen wurde und an Septikämie starb."[36] Als er diese Gewissheit hatte, wurde ihm mit Schrecken bewusst, dass gerade die wissenschaftliche Gründlichkeit, mit der in Wien die pathologische Anatomie zur Grundlage der Medizin gemacht wurde, die enorme Zahl an Erkrankungen und Todesfällen zu verantworten hatte.[37] Des Weiteren erkannte er, dass die Krankheit auch von einem lebenden

---

[33] Vgl. Duin/ Sutcliffe, 1993, S. 54.
[34] Vgl. Porter, 2000, S. 372.
[35] Vgl. Winkle, Stefan: Geißeln der Menschheit, Kulturgeschichte der Seuchen, Düsseldorf 1997, S. 322ff.
[36] Porter, 2000, S. 372.
[37] Vgl. Winkle, 1997, S. 323.

Organismus auf den anderen übertragen werden konnte. „Noch weiß Semmelweis nichts von Bakterien als den Erzeugern des Kindbettfiebers, aber auch aller eitrigen und chirurgisch-eitrigen Wundkrankheiten. Noch rund dreißig Jahre trennen ihn von ihrer Entdeckung. Aber er hat das Geheimnis ihrer Übertragung durch die Hände und Instrumente von Ärzten und Chirurgen gefunden, das drei Jahrzehnte später zur Grundlage der Asepsis werden wird."[38] Im Mai 1847 begann er den Kampf seines Lebens und ordnete das Händewaschen mit Chlorwasser vor jeder Untersuchung oder Entbindung an. Die meisten Studenten und Ärzte fanden diese Erschwerung ihres Dienstes lästig und sinnlos, sträubten sich dagegen und reagierten mit Totschweigen und Geringschätzung. Was Semmelweis behauptete, war zu neu für die festgefahrene Gedankenwelt der Geburtshelfer und Ärzte in Europa. Nie wieder hat sich die Überheblichkeit, Einseitigkeit und Erstarrung anerkannter Ärzte für den Fortschritt der Medizin so verhängnisvoll erwiesen wie in jenen Tagen. Selbst Rudolf Virchow, der die Bedeutung der Zelle entdeckt hat, verdammte Semmelweis[39], weil dessen Lehre nicht in seine passte, der zufolge jede Krankheit sich selbstständig in den Zellen des menschlichen Körpers entwickelt.[40] Angesichts solcher Missachtung seiner Erkenntnisse wurde Semmelweis nach und nach krankhaft depressiv und wurde 1865 in eine Wiener Nervenklinik eingewiesen, in der er kurze Zeit später an einer Sepsis starb – an der gleichen Infektion, vor der er die ihm anvertrauten Mütter mit aller Kraft bewahren wollte. Endgültig rehabilitiert wurde Semmelweis 1879 durch den großen französischen Wissenschaftler Louis Pasteur, der die Ansteckungstheorie wissenschaftlich bestätigen konnte. Heute gilt der ungarische Arzt nach den Worten des Medizinhistorikers Fielding H. Garrison als „ein Märtyrer der Medizin [...] einer ihrer glänzendsten Namen, denn jede schwangere Frau verdankt ihm etwas".[41]

3.3.   Die erste keimfreie Operation

Semmelweis´ größte Trage lag sicherlich darin, dass in dem gleichen Jahr, in dem er starb, bereits der Mann am Werke war, der dem Problem der Wundinfektion und der Wundkrankheiten den entscheidenden Anstoß zur Lösung gab und dafür Ruhm und Ehre erntete.[42] Der Hospitalbrand hatte zeitweise derart epidemische Ausmaße angenommen, dass man offen zugab, ein chirurgischer Patient im Krankenhaus hatte mehr Gründe zum Sterben

---

[38] Thorwald, 1972, S. 106.
[39] Vgl. Thorwald, 1972, S. 110ff.
[40] Vgl. Diepgen, Paul: Geschichte der Medizin, Die historische Entwicklung der Heilkunde und des ärztlichen Lebens, II. Band: I. Hälfte: Von der Medizin der Aufklärung bis zur Begründung der Zellularpathologie (ca. 1740 – ca. 1858), Berlin 1951, S. 114.
[41] Vgl. Duin/ Sutcliffe, 1993, S. 55.
[42] Vgl. Thorwald, 1972, S. 113.

als zum Leben. Einen Ausweg fand man in der schnellen Amputation oder noch immer im Glüheisen, wonach es in manchen Fällen zur Heilung mit großem „Substanzverlust" kam.[43] Der britische Chirurg Joseph Lister betrachtete die Verwesung bei Krankenhauspatienten nicht mit einem solchen Gleichmut, wie es zu dieser Zeit durchaus üblich zu sein schien. Er wurde zum Anhänger der Keimtheorie von Louis Pasteur, die besagte, dass die Luft voll von Mikroben sei, die organische Substanzen, Tiere und Menschen infizieren, Gärung, Fäulnis oder Eiterung bewirken und Krankheiten erzeugen konnten.[44] Aus diesen Ergebnissen zog Lister zwei Konsequenzen: Die schädliche Luft, die Infektionserreger trug, musste hermetisch von der Wunde ferngehalten werden und wenn dies wie bei einer Operation nicht möglich war, so musste man sie mit einem Mittel behandeln, welches die Erreger abtötete. Er entwickelte daraufhin eine feste antiseptische Vorgehensweise, nach der das geronnene Blut entfernt, die Wunde in Karbolsäure gebadet und ein mit Karbolsäure getränkter Verband aufgelegt wurde, abgedeckt mit einer Zinnfolie, um die Verdunstung zu verhindern.[45] Im Jahre 1865 nahm Lister die erste keimfreie Operation vor, indem er den gesamten Operationsbereich durch die Zerstäubung von Karbolsäure geradezu einnebelte.[46] Diese Technik vereinte Antisepsis, das Abtöten von Erregern in der Wunde, und Asepsis, das Verhindern des Eindringens von Bakterien in die Wunde. Die erzielten Erfolge übertrafen Listers Erwartungen und entlarvten Galens Lehre vom lobenswerten Eiter, wonach jede Wunde unter Eiterung heilen müsse, als Irrglaube. Die ersten keimfreien Behandlungsmethoden, welche Lister in *The Lancet* 1867 veröffentlichte, provozierten zum Teil heftige Reaktionen der englischen Chirurgen. In Deutschland hingegen wurde Listers Methode fast in allen großen Kliniken eingeführt und die Wundinfektionen gingen vielerorts zurück. Indessen fand Listers Annahme, dass die Wunden durch Mikroben aus der Luft infiziert werden, keine Bestätung. Der Mediziner Robert Koch konnte beweisen, dass die Luft im Allgemeinen nur harmlose Saprophyten enthält und die Wundinfektion daher im Wesentlichen auf Kontaktinfektion beruht, wie es bereits Semmelweis beschrieben hatte. Die umständliche und atemwegsreizende Luftdesinfektion mit dem Karbolsäurespray wurde somit für die Chirurgie überflüssig.[47] Nun hieß die Losung nicht mehr Antisepsis, sondern Asepis, Infektionsverhütung durch Arbeiten mit hitzesterilisierten Instrumenten, Materialien und Operationskleidern. Bahnbrechend wurde in diesem Bereich die von Ernst von Bergmann

---

[43] Vgl. Rüster, 1985, S. 230.
[44] Vgl. Koelbing, Huldrych M.: Die Welt der Mikroben entdeckt, Louis Pasteur und die Antisepsis in der Chirurgie, in: Schott, Heinz (Hrsg.): Meilensteine der Medizin, Dortmund 1996, S. 351.
[45] Vgl. Porter, 2000, S. 374.
[46] Vgl. Eckart, 2009, S. 220.
[47] Vgl. Winkle, 1997, S. 331ff.

geleitete chirurgische Universitätsklinik in Berlin.[48] Doch an einer entscheidenden Stelle konnte der heiße Wasserdampf seine Wirkung nicht entfalten, an den Händen der Chirurgen. Die Sterilisationslösungen zur Desinfektionen der Hände verursachten Hautreizungen und Dermatitis. Im Winter 1889/90 beschwerte sich die Krankenschwester und gleichzeitig Verlobte des Chirurgieprofessors William Stuart Halsted über diese Zustände. Aus Liebe zu seiner Partnerin ließ Halsted von der Goodyear-Rubber-Company ungewöhnlich dünne Gummihandschuhe herstellen, die durch Dampf sterilisiert wurden. Bald hatten sie sich die Operationssäle der Welt erobert und schlossen eine bedeutsame Lücke im System der Asepsis.[49] Auch wenn es andere waren, die die Antisepsis und Asepsis weiter entwickelten, feierte man doch zu Recht im Gedenkjahr 1967 Joseph Lister als den Mann, der die Chirurgie sicher machte. Er war eine Figur des Übergangs. In seinen späteren Lebensjahren wurde die Chirurgie zu einer Heilkunst, die in den Körperhöhlen genauso eingreifen konnte wie an den Extremitäten.[50]

4.   Fazit

Die dargestellten Entwicklungen im 19. Jahrhundert machen deutlich, dass sich die Chirurgie, früher Notfallbehandlung oder letzter Ausweg, zu einer geschätzten Waffe im therapeutischen Arsenal gewandelt hat. Ohne die Einführung der Narkose und der antiseptischen Maßnahmen wäre dies jedoch nie möglich geworden. In der ersten Hälfte des 19. Jahrhunderts operierten die Chirurgen mit ungesäuberten Händen und Instrumenten und trugen ihre Operationsfräcke so lange, bis sie vor Blut und Eiter steif geworden waren.[51] Des Weiteren hatte der Schmerz die Chirurgie zwar nicht verhindert, sie aber für die Patienten fast unerträglich gemacht. Darüber hinaus kam der Verhinderung eines größeren Blutverlustes besondere Bedeutung zu, da eine gefahrlose Blutübertragung wegen der noch unbekannten immunologischen Voraussetzungen nicht möglich war.[52] Grundlagenforschung, klinische Wissenschaft und Technologie, initiiert durch die Gedanken der Aufklärung und der Industriellen Revolution, haben gemeinsam die moderne Medizin geprägt. Im Jahre 1817 wurde bekannt, dass es gelungen war, den Wirkstoff der Droge Opium zu isolieren, so dass das daraus gewonnene Morphin zur wirksamen Schmerzbekämpfung verwendet werden konnte. Die ersten Versuche einer Allgemeinnarkose, zunächst mit der Anwendung von Lachgas und Äther, gingen auf die

---

[48] Vgl. Koelbing, 1996, S. 353.
[49] Vgl. Thorwald, 1972, S. 144f.
[50] Vgl. Porter, 2000, S. 377.
[51] Vgl. Thorwald,1972, S. 136.
[52] Vgl. Schneck, Peter: Geschichte der Medizin systematisch, Bremen, Lorch 1997, S. 177.

beiden amerikanischen Zahnärzte Horace Wells und William Morton zurück. Zunächst nur zur Schmerzlinderung bei Zahnoperationen verwandt, erprobten sie diese Mittel auch bald bei größeren chirurgischen Operationen. William Morton hatte bei seiner Vorführung der Ätherinhalationsnarkose am 16. Oktober 1846 am Massachusetts General Hospital Erfolg. Noch bevor der Januar 1847 zu Ende ging, waren in allen Ländern mit chirurgischen Traditionen Menschen unter Äthernarkose ohne Schmerzen operiert. Im gleichen Jahr führte James Young Simpson das Chloroform als neues Anästhetikum ein, welches zeitweilig den Äther als Narkosemittel verdrängte. Der entscheidende Durchbruch der Lokalanästhesie erfolgte nach der Rheindarstellung des Kokains (1860) im Jahre 1884.[53] Die fast unvermeidliche Wundinfektion, als deren Ergebnis sonst „erfolgreiche" Operationen häufig zu tödlichen Blutvergiftungen führten, stellte neben dem Operationsschmerz die zweite Hauptschwierigkeit der chirurgischen Therapie dar. Das Bemühen um die Vernichtung bereits in die Wunde gelangter Keime und um die Keimfreiheit aller Gegenstände, die mit einer Operationswunde in Berührung kommen konnten, war eng mit den beiden Ärzten Ignaz Semmelweis und Joseph Lister verbunden.[54] Semmelweis, der als Geburtshelfer in Wien tätig war, hatte nicht nur die Ursache des Kindbettfiebers erkannt, sondern stellte ebenfalls fest, dass Wundfieber und Kindbettfieber identisch waren. Als Konsequenz schrieb er gründliches Händewaschen in einer Chlorkalklösung, regelmäßiges Waschen des Bettzeuges sowie eine Reinigung gynäkologischer Instrumente vor.[55] Joseph Lister gelang es durch eine feste antiseptische Vorgehensweise bei Wundbehandlungen und Operationen, die Infektionshäufigkeit drastisch zu reduzieren. Eine wirklich aseptische Operationstechnik war allerdings erst möglich, nachdem auch systematische Handwaschungen, die Desinfektion des Operationsfeldes und schließlich das Tragen von Gummihandschuhen durchgesetzt wurden.[56] „Narkose, Antisepsis, Aseptik – Sternstunden der Chirurgie… und gleichermaßen Marksteine eines langen, schweren und opferreichen Weges! Die Grenzen der alten Chirurgie waren überwunden."[57] Und trotz der rasanten Fortschritte in Medizin und Wissenschaft sind uns viele Krankheitsursachen unbekannt, ebenso wie ihre Vermeidung und Behandlung. Nach einem weiteren Jahrhundert des Bemühens sind die Mediziner und Forscher mit ihrem Verständnis der tödlichen Krankheiten des Westens in eine Sackgasse geraten, besonders bei Herz- und Gefäßkrankheiten, chronischen Krankheiten und Krebs. Doch wäre es nicht möglich, dass sämtliche Krebserkrankungen schon Mitte des 21. Jahrhunderts heilbar sind?

---

[53] Vgl. Schneck, 1997, S. 173f.
[54] Vgl. Eckart, 2009, S. 219.
[55] Vgl. Ackerknecht, 1992, S. 133.
[56] Vgl. Eckart, 2009, S. 220f.
[57] Rüster, 1985, S. 236.

Wäre es nicht vorstellbar, dass solch unerwartete Fortschritte, wie sie in der zweiten Hälfte des 19. Jahrhunderts ihren Anfang fanden, auch in der heutigen spezialisierten Welt der Medizin gemacht werden können? Die Zukunft wird eine Antwort auf diese Fragen geben können.

5.   Literatur

Monographien

Ackerknecht, Erwin H.: Geschichte der Medizin, Stuttgart 1. Aufl. 1959, 7. Aufl. 1992.

Diepgen, Paul: Geschichte der Medizin, Die historische Entwicklung der Heilkunde und des ärztlichen Lebens, II. Band: I. Hälfte: Von der Medizin der Aufklärung bis zur Begründung der Zellularpathologie (ca. 1740 – ca. 1858), Berlin 1951.

Duin, Nancy/ Sutcliffe, Jenny: Geschichte der Medizin, Von der Antike bis zum Jahr 2020, Aus d. Engl. (Originalausg. 1992), Köln 1993.

Eckart, Wolfgang U.: Geschichte der Medizin, Fakten, Konzepte, Haltungen, Heidelberg 2009.

Issekutz, Béla: Die Geschichte der Arzneimittelforschung, Budapest 1971.

Müller-Jahnke, Wolf-Dieter/ Friedrich, Christoph: Geschichte der Arzneimitteltherapie, Stuttgart 1996.

Porter, Roy: Die Kunst des Heilens, Eine medizinische Geschichte der Menschheit von der Antike bis heute, Aus d. Engl. (Originalausg. 1999), Heidelberg, Berlin 2000.

Renggli, René/ Tanner, Jakob: Das Drogenproblem, Geschichte, Erfahrungen, Therapiekonzepte, Berlin, Heidelberg 1994.

Rüster, Detlef: Alte Chirurgie, Legende und Wirklichkeit, Berlin 2. Aufl. 1985.

Sachs, Michael: Historische Entwicklung chirurgischer Operationen, Bd. 1, Heidelberg 2000.

Sachs, Michael: Vom Handwerk zur Wissenschaft, Die Entwicklung der Chirurgie im deutschen Sprachraum vom 16. bis zum 20. Jahrhundert, Bd. 4, Heidelberg 2003.

Schneck, Peter: Geschichte der Medizin systematisch, Bremen, Lorch 1997.

Thorwald, Jürgen: Das Jahrhundert der Chirurgen, Ulm 1972.

Winkle, Stefan: Geißeln der Menschheit, Kulturgeschichte der Seuchen, Düsseldorf, Zürich 1997.

Sammelbände

Koelbing, Huldrych M.: Die Welt der Mikroben entdeckt, Louis Pasteur und die Antisepsis in der Chirurgie, in: Schott, Heinz (Hrsg.): Meilensteine der Medizin, Dortmund 1996, S. 347-353.

Maehle, Andreas Holger: Neue Mittel der Schmerzbekämpfung, Vom Morphium zur Narkose, in: Schott, Heinz (Hrsg.): Meilensteine der Medizin, Dortmund 1996, S. 297-303.

Menninger, Annerose: Drogen aus der Neuen Welt, Tabak und Schokolade als Paradigmen für Interkultur- und Medizingeschichte, in: Edelmayer, Friedrich/ Hausberger, Bernd/ Potthast, Barbara (Hrsg.): Lateinamerika 1492 – 1850/70, Wien 2005, S. 115-136.

Paul, Norbert/ Schlich, Thomas: Einführung: Medizingeschichte – Aufgaben, Probleme, Perspektiven, in: Paul, Norbert/ Schlich, Thomas (Hrsg.): Medizingeschichte: Aufgaben, Probleme, Perspektiven, Frankfurt/Main, New York 1998, S. 9-21.

Weißer, Christoph: Chirurg, Chirurgie, 18. Jahrhundert, in: Gerabek, Werner E./ Haage, Bernhard D./ Keil, Gundolf/ Wegner, Wolfgang (Hrsg.): Enzyklopädie Medizingeschichte, Berlin 2005, S. 255.